AF462273

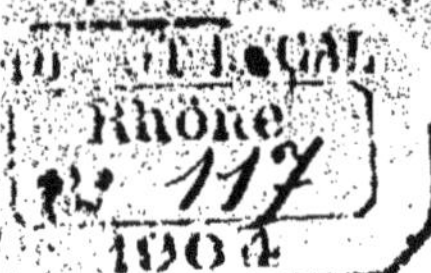

Dr Paul BOUSSUGE
Ancien externe des Hôpitaux de Lyon

De l'Œil sénile

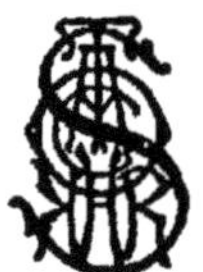

A. STORCK & Cie, Imprimeurs-Éditeurs. LYON
PARIS, 16, Rue de Condé, près l'Odéon

1904

Dr Paul BOUSSUGE
Ancien externe des Hôpitaux de Lyon

De l'Œil sénile

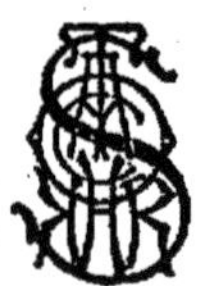

A. STORCK & Cie, Imprimeurs-Editeurs. LYON
PARIS, 16, Rue de Condé, près l'Odéon

1904

A LA MÉMOIRE DE MA MÈRE

A MON PÈRE

A MON FRÈRE

A MA GRAND'TANTE

A MES PARENTS ET AMIS

A MON PRÉSIDENT DE THÈSE

Monsieur le Professeur GAILLETON

Chirurgien de l'Antiquaille

A Monsieur le Professeur agrégé ROLLET

Chirurgien des Hôpitaux

Nous ne voulons pas commencer notre étude sur « l'Œil sénile », sans adresser nos remerciements les plus sincères à tous les maîtres qui nous ont guidé dans notre carrière médicale.

M. le professeur Gailleton, chirurgien de l'Antiquaille, a bien voulu nous faire le grand honneur d'accepter la présidence de cette thèse ; nous lui en sommes très reconnaissant et le prions d'agréer nos meilleurs remerciements.

M. le professeur agrégé Rollet, chirurgien des hôpitaux, nous a inspiré le sujet de ce travail, et ses conseils nous ont évité bien des hésitations ; nous lui en exprimons ici notre profonde gratitude, et nous gardons un souvenir reconnaissant des bienveillantes leçons qu'il nous a données pendant notre externat.

Nos années d'externat, passées dans les hôpitaux de Lyon, ont d'autre part acquis notre reconnaissance à nos maîtres, particulièrement à MM. les professeurs Maurice Pollosson et Augagneur et MM. les professeurs agrégés Vincent et Villard. Nous espérons pouvoir tirer un grand profit de leur enseignement.

Nous remercions également MM. les docteurs Audry et Bret, médecins des hôpitaux, pour l'accueil bienveillant que nous avons toujours reçu d'eux depuis le début de nos études médicales.

Merci aussi à M. le professeur Florence, et à M. le docteur Rabot, médecin des hôpitaux, pour l'obligeance avec la-

quelle ils ont mis à notre disposition les vieillards de leur service ; à M. le docteur Mollard, médecin des hôpitaux ; à M. le professeur Gangolphe, chirurgien des hôpitaux, pour la bonté qu'il nous a toujours témoignée, et à M. le professeur agrégé Pic, médecin des hôpitaux, qui a bien voulu nous faire l'honneur d'être du jury de notre thèse.

Nous n'aurions garde d'oublier nos amis, les docteurs Gagnieux et Dubreuil, dont nous avons si souvent mis à contribution les connaissances en ophtalmologie.

INTRODUCTION

L'œil sénile a été l'objet de nombreux travaux de détail, qui font que son étude anatomique, physiologique et statistique se trouve à l'heure actuelle assez dispersée dans la littérature ophtalmologique. Cependant, les données nécessaires sur l'œil des vieillards devraient être les unes théoriques, les autres pratiques, ces dernières représentant la valeur du sujet examiné au point de vue de ses fonctions optiques. D'où la nécessité d'établir plus particulièrement pour l'acuité visuelle une valeur théorique, ou *acuité visuelle absolue*, déterminée en réunissant les meilleures conditions possibles pour l'examen, et une valeur utile, ou *acuité visuelle pratique*, déterminée dans les conditions physiologiques normales du sujet. Les variations de l'acuité visuelle, tant théoriques que pratiques, relèvent de causes variables : degré de civilisation, état social, exercices spéciaux, âge du sujet, état pathologique général ou local, etc., qui feront l'objet d'une étude spéciale au cours de ce travail.

La recherche de la valeur de l'acuité visuelle pratique, dans l'œil sénile, a été pratiquée sur 200 vieillards hospitalisés à l'hospice de la Charité et à l'hospice des vieillards de la Guillotière.

Au cours de ce travail, nous n'avons pas négligé l'examen complet de l'œil. Les résultats trouvés prendront place à côté des statistiques des auteurs qui se sont occupés de la question, réunissant ainsi la plupart des données qu'on possède sur l'œil des vieillards.

Ce travail a été divisé ainsi qu'il suit :

1° Altérations anatomiques séniles des membranes externes et internes de l'œil, des milieux oculaires et des paupières ;

2° Altérations physiologiques séniles de l'œil ;

3° Presbytie, hypermétropie et astigmatisme séniles. Vices de réfraction préexistants considérés chez le vieillard ;

4° Acuité visuelle de l'œil sénile (théorique et pratique).

Nous verrons au fur et à mesure l'influence que chacune des altérations constatées pourra avoir sur la valeur de l'acuité visuelle et la diminution progressive de cette dernière, à partir d'un certain âge.

Les statistiques personnelles que l'on trouvera dans ce travail, déduites, comme nous l'avons dit, de l'examen détaillé de 200 vieillards, se rapportent à des individus âgés de 60 à 90 ans, parmi lesquels 23 avaient de 60 à 64 ans, 14 de 65 à 69, 17 de 70 à 74, 74 de 75 à 79, 51 de 80 à 84, et 21 de 85 à 90 ans.

Le plus grand nombre des hospitalisés ont été admis, soit en raison de leur grand âge, soit parce qu'ils étaient porteurs d'infirmités diverses ou de maladies, telles que: affections cardiaques, catarrhe et emphysème, rhumatisme chronique, hémiplégie plus ou moins persistante, artério-sclérose, albuminurie sans retentissement oculaire, etc. A côté de ceux-ci nous en avons trouvé un grand nombre reçus pour des maladies oculaires ayant entraîné la cécité. Nous les avons laissés systématiquement de côté ; la seule affection acquise pendant le séjour à l'hôpital a été pour quelques-uns d'entre eux une cataracte uni ou bilatérale.

Les 200 malades examinés étaient en général des ouvriers employés à la manutention et au travail de la soie, d'autres étaient cultivateurs, maçons, charpentiers, etc., couturières, ménagères, blanchisseuses, etc.

On peut donc dire que tous ces vieillards avaient appartenu à la classe ouvrière.

Ce qui fait que les données personnelles que l'on pourra trouver ici, en particulier pour l'acuité visuelle, se rapportent, non pas aux yeux séniles en général, mais à ceux d'une classe sociale très particulière, celle des ouvriers.

CHAPITRE PREMIER

Altérations anatomiques séniles des membranes externes et internes de l'œil, des milieux oculaires et des paupières.

Avant d'examiner la valeur, au point de vue optique, de l'œil sénile, il est nécessaire de rechercher si ces différentes altérations de l'œil lui-même ou de ses annexes ne se sont pas produites au cours d'une existence déjà longue, et si ces altérations ne pourraient pas influer sur l'acuité visuelle. Aussi l'étude de cette même acuité a toujours été précédée de l'examen des paupières, de la conjonctive, de la cornée, de la sclérotique, de la chambre antérieure, de l'iris, du cristallin, du corps vitré et du fond d'œil.

Les altérations suivantes ont été constatées :

A. — Paupières

Sous l'influence de l'âge, les paupières peuvent devenir le siège d'un léger œdème ou plutôt d'une bouffissure sénile, d'un ectropion ou d'un entropion, qui ne sont pas sans influence sur l'écoulement des larmes et même sur leur sécrétion.

a) *Bouffissure des paupières.* — Chez cinq vieillards on a constaté d'une façon très nette une hypertrophie de la paupière inférieure qui semblait siéger surtout dans le tissu cellulaire lâche et très délicat dans cette région. Il ne s'agissait pas d'œdème vrai, mais plutôt d'une dégénérescence graisseuse du tissu conjonctif particulièrement abondant à la paupière inférieure.

b) *Ectropion.* — L'ectropion sénile est une éversion particulière, siégeant uniquement à la paupière inférieure, due au relâchement de la peau et du tarse, qui se manifeste tout d'abord par une adaptation incomplète de la paupière au globe de l'œil (*eversio palpebralis*) (1).

Ce manque de tonicité du bord palpébral va permettre au muscle orbiculaire d'agir sur le bord inférieur du tarse (paupière inférieure) et de le relever, pendant que le bord supérieur, obéissant mal à cette action, va s'éverser, tant du fait de son propre poids que du fait de sa pression sur le bord libre de la paupière supérieure dans le clignement.

Telles sont les conditions de l'ectropion sénile. 7 des vieillards examinés présentaient cette altération, sans tenir compte de deux cas où l'ectropion était dû à des lésions cicatricielles.

c) *Entropion.* — L'entropion sénile est dû très probablement à une raréfaction du tissu cellulo-

(1) De Wecker et Landolt : *Traité complet d'Ophtalm.*, t. I, Paris, 1886.

adipeux de l'orbite ; l'orbiculaire des paupières, agissant de la même façon que plus haut, tendra à produire un renversement du tarse vers l'œil. Il est probable que la portion ciliaire de l'orbiculaire agit, par sa tonicité ou sa contraction, pour attirer le bord palpébral en dedans.

Trois vieillards sur 200 présentaient manifestement cet entropion.

d) *Retentissement sur l'appareil lacrymal.* — Si l'on admet que la sécrétion lacrymale est normale, l'écoulement du liquide par les conduits lacrymaux ne se fera pas toujours normalement. Si dans certains cas, on peut invoquer comme cause de larmoiement l'éversion des points lacrymaux par hypotonicité du muscle de Horner, on doit ajouter que l'ectropion déterminera toujours de l'épiphora.

Mais d'autre part, la sécrétion lacrymale est souvent augmentée par l'irritation que cause l'existence d'un ectropion, d'un entropion (trichiasis) et de lésions du bord palpébral (inflammatoires ou ulcéreuses), en même temps que l'atrophie des glandes de Meibomius et des glandes ciliaires, qui est un fait presque constant chez le vieillard, facilite l'écoulement des larmes sur la face libre des paupières par l'absence de la sécrétion de ces glandes sur le bord ciliaire.

On ne peut pas considérer comme lésions de sénilité des blépharites anciennes ou récentes, qui sont dues très souvent à l'état de malpropreté du bord palpébral.

B. — Conjonctive et sclérotique, tissu épiscléral

On trouve habituellement la conjonctive des vieillards très vascularisée. Il s'agit quelquefois, au dire des sujets, de véritables conjonctivites légères provoquées par des courants d'air. Mais, en dehors de ces cas, il en est d'autres où, sur une teinte jaunâtre, se détachent de gros vaisseaux assez abondants mais normaux.

Signalons quelques cas d'hyperhémie conjonctivale unilatérale reconnaissant pour cause une hémiplégie.

Enfin on note trois cas de ptérygion, dont un bilatéral et deux unilatéraux.

La vascularisation de la conjonctive relève le plus souvent des mêmes causes que le larmoiement des vieillards.

La sclérotique semble avoir modifié sa teinte, bleue chez l'enfant, blanche chez l'adulte, pour devenir plus ou moins jaune chez le vieillard. Cette couleur est due au tissu épiscléral qui s'est chargé d'une certaine quantité de petits pelotons adipeux, dont la couleur transparaît à travers la conjonctive.

La sclérotique, d'autre part, durcit avec l'âge (1), ce qui peut influencer les résultats dans la recherche de la tension intra-oculaire.

(1) Edmond Jensen, de Copenhague : *Hospitalstidende*, 1899, n° 11; et *Archives d'ophtalm.*, 1900, p. 153.

C. — Cornée

La cornée est très fréquemment le siège de reliquats de lésions antérieures (leucome, néphélion et astigmatisme consécutif). Il ne s'agit pas là d'altérations séniles.

Mais l'apparition de l'arc sénile ou *gérontoxon* est un fait qui est bien en rapport avec l'avancement en âge du sujet. Il s'agit d'une opacité annulaire, quand elle est complète; n'occupant que le segment supérieur ou inférieur de la cornée, quand elle est incomplète, mais laissant toujours un intervalle de tissu cornéen transparent entre elle et le limbe scléro-cornéen. Le gérontoxon débute entre quarante et soixante ans ; très variable en étendue suivant les sujets, il s'avance, dans quelques cas rares, jusqu'à 1 mill. 1/2 ou 2 millimètres du centre de la cornée.

Quelle est sa cause ? Canton (1) a reconnu le premier la constitution graisseuse du gérontoxon. Ses recherches, confirmées par celle de Strube, His, Virchow, Arnold, l'ont été plus récemment par Tokayasu (2), par Lieto-Volaro (3) qui colore la graisse par le soudan III, tandis que l'acide osmique ne donne pas la teinte noire caractéristique des graisses

(1) Canton : *The Lancet*, mai 1850, janvier 1851.

(2) Tokayasu : Beitræge zur pathologischen Anatomie des arcus senilis, *Arch. f. Augenh.*, XLIII, 2, p. 154, et *Revue gén. d'ophtalm.*, 1902, p. 103.

(3) Lieto-Volaro : Ophtalm. Gesellschaft Heidelberg, août 1902 et *Revue gén. d'ophtalm.*, 1902, p. 496.

phosphorées. Il s'agirait pour ce dernier auteur de graisse stéarique ou palmitique. Plus récemment encore Herbert Parsons (1) a confirmé les recherches antérieures par la même méthode. Il conclut à une dégénérescence graisseuse de la substance propre de la cornée.

On considère comme surprenant que ces changements atrophiques s'opèrent dans les régions de la cornée les plus favorablement situées par rapport à la nutrition des cellules, et la bande extérieure de tissu transparent a le don d'étonner les auteurs. Mais songeons que les cellules fixes de la cornée sont des cellules de tissu conjonctif susceptibles, comme ces dernières, de faire des réserves graisseuses dans certaines conditions physiologiques. Or l'apport nutritif a lieu de la périphérie vers le centre dans la cornée, les liquides seront beaucoup plus riches en matériaux nutritifs vers la périphérie.

Et que l'on considère l'état adipeux comme un processus dégénératif dans certains cas, ce seront toujours les cellules placées à proximité des vaisseaux qui seront le siège de la transformation cellulo-adipeuse.

C'est donc vers le limbe scléro-cornéen qu'on trouvera des particules graisseuses dans les cellules fixes de la cornée. Et les échanges qui se font des vaisseaux vers la cellule se font aussi en sens inverse; les cellules de la cornée les plus proches des vais-

(1) Parsons : Arcus senilis, *Royal London ophtalm. hosp. Rep.*, mai 1902, p. 141, et *Revue gén. d'opht.*, 1903, p. 452.

seaux seront incessamment déchargées des matériaux inutiles; celles qui seront un peu plus éloignées conserveront ces matériaux sous forme de boules graisseuses; celles qui seront encore plus éloignées ne recevront pas assez de matériaux pour les emmagasiner.

Le fait qu'il s'agit d'une graisse non phosphorée tient à ce qu'il s'agit d'un processns dégénératif plutôt que de l'emmagasinement de réserve.

Les vieillards examinés ont présenté le gérontoxon complet et dans les deux yeux 46 fois sur 200; presque tous les autres étaient porteurs d'un gérontoxon plus ou moins incomplet, quelquefois tout à fait au début. Il est en général d'autant plus marqué que l'âge est plus avancé, et sa très grande fréquence en fait une altération sénile presque constante.

La cornée a présenté dans quelques cas un reflet ambré qu'on peut comparer au reflet du cristallin des vieillards. La pathogénie de cette modification sénile est trop mal connue pour que nous la détaillions ici.

D. — Chambre antérieure

La chambre antérieure, examinée à l'éclairage latéral, avait une profondeur normale 141 fois, diminuée 54 fois, augmentée 5 fois. Remarquons ici que la profondeur, qui est presque constante chez l'enfant et l'adulte, est très souvent modifiée chez le vieillard. Cette diminution a été attribuée par Panas (1) à une moindre sécrétion de l'humeur aqueuse.

(1) Panas : *Traité des mal. des yeux*, t. I, p. 106.

E. — Iris

Nous verrons plus tard que les réflexes pupillaires sont notablement diminués. Nous devons en chercher la cause dans l'iris.

Celui-ci réagit mal. Il est apparemment le siège d'une sclérose vasculaire et d'une atrophie de ses fibres musculaires. Les vaisseaux, si nombreux dans le tissu irien, n'échappent probablement pas à la sclérose vasculaire et périvasculaire qui est de règle chez le vieillard. D'où une moins grande élasticité des tissus et une difficulté d'autant plus grande pour les fibres musculaires iriennes de mouvoir ce tissu, que celles-ci doivent être le siège du processus atrophique sénile qui frappe la fibre musculaire en général.

F. — Cristallin

Les troubles accommodatifs seront étudiés dans le chapitre suivant.

Le cristallin sénile, examiné tant à l'éclairage latéral qu'à la lumière du jour, semble souvent opaque, de couleur *jaune d'ambre* ou vert bouteille. Cependant sa transparence n'en est pas altérée, puisque l'éclairage direct et l'ophtalmoscopie permettent de voir parfaitement le fond d'œil.

Le reflet plus accentué qu'on obtient de la surface antérieure des cristallins séniles quoique non cataractés prouve, comme le fait remarquer de Wec-

KER (1), que l'indice de réfraction de leurs couches périphériques a augmenté par rapport à celui de l'humeur aqueuse.

GALEZOWSKI (2) a signalé de petites opacités périphériques du cristallin ; l'atropinisation est nécessaire pour les rechercher.

Sur les 200 vieillards examinés, il existait 16 cataractes unilatérales, 48 cataractes doubles, soit 112 yeux atteints de cataracte.

Dans 17 cas il n'existait qu'un léger trouble cristallinien (cataracte au début) ; dans 66 cas le trouble était plus avancé ; dans 16 cas l'opacité était presque totale, et 13 fois la cataracte était mûre.

Le pourcentage, suivant l'âge d'individus atteints de cataractes, est le suivant :

De 60 à 69 ans. . . .	13,5 0/0
De 70 à 79 —	28,3 0/0
De 80 à 90 —	45,5 0/0

Il y a donc augmentation constante du nombre relatif des cataractes de 60 à 90 ans.

EVETSKY (3), sur 584 sujets de 50 à 90 ans, a trouvé des cataractes chez 264, soit 45,2 0/0.

Il a trouvé :

De 60 à 69 ans .	43,75 0/0	de cataractés
De 70 à 79 — .	52,6 0/0	—
De 80 à 89 — .	66,6 0/0	—

(1) DE WECKER et LANDOLT : *Traité d'ophtalm.*, Paris, 1897, t. III, p. 387.

(2) GALEZOWSKI : *Recueil d'ophtalm.*, 1882, p. 719.

(3) EVETSKY : *Archives d'ophtalm.*, 1887, p. 308.

Il conclut qu'entre 80 et 90 ans, le trouble du cristallin est un phénomène beaucoup plus fréquent que sa transparence normale.

Neuberger (1) cite la statistique de de Wecker :

De 50 à 59 ans	. . .	31,25 0/0
De 60 à 69 —	. . .	58,75 0/0
De 70 à 79 —	. . .	68,75 0/0
De 80 à 89 —	. . .	33,75 0/0

La fréquence semblerait diminuer à partir de 80 ans pour ces auteurs.

Galezowski (2), dont la statistique n'est pas comparable aux précédentes, puisqu'il n'a examiné que des individus atteints de cataracte, en a trouvé sur un total de 2.366 :

1.538	de 60 à 70 ans. .	soit	64,59 0/0
734	de 70 à 80 — . .	—	30,82 0/0
85	de 80 à 90 — . .	—	3,57 0/0
9	de 90 à 100 — . .	—	0,33 0/0

Il est évident que le petit nombre de cataractes observées entre 80 et 100 ans tient au petit nombre des individus vivant jusqu'à cet âge.

Schwitzer (3), sur 3.761 cataractes qu'il a examinées, a trouvé le maximum de fréquence entre 60 et 70 ans. Ses résultats se rapportent à ceux de Galezowski.

(1) Neuberger : *Revue gén. d'ophtalm.*, 1894, p. 389.
(2) Galezowski : *Recueil d'ophtalm.*, 1882, p. 719.
(3) Schwitzer : *Annales d'ocul.*, 1900, p. 79.

En tenant compte des méthodes suivies par les différents auteurs dans leurs statistiques, on voit que la cataracte augmente de fréquence avec l'âge, ce qui est bien en concordance avec ce qui est démontré par l'examen des 200 malades cité plus haut.

En résumé, les altérations anatomiques séniles du cristallin se réduisent à la cataracte et à son reflet ambré.

G. — Corps vitré

L'examen pratiqué au miroir plan, particulièrement favorable pour l'étude des opacités légères du corps vitré, a montré, dans des cas très rares, l'existence de petits corps flottants que les malades accusaient par des sensations subjectives de mouches volantes.

H. — Fond d'œil

L'examen a été pratiqué surtout à l'image renversée, en raison des difficultés que l'étroitesse de la pupille aurait opposées à l'examen à l'image droite.

19 fois il a été impossible de voir le fond d'œil, surtout en raison de myosis excessif; 7 fois la papille manquait de netteté, ses bords se confondaient insensiblement avec le fond rouge choroïdien ; 2 fois la papille était un peu plus rouge qu'à l'état normal, 2 fois un peu blanche, et assez souvent les vaisseaux étaient grêles.

Il a été fréquent de constater un halo péripapillaire qui semble une zone d'atrophie choroïdienne légère, plus fréquente dans l'œil des vieillards que chez l'adulte, c'est le cercle sénile péripapillaire (Rollet). On rencontre aussi souvent dans l'œil des vieillards des atrophies optiques, des névrites, des choroïdites, des staphylomes myopiques, comme chez l'adulte, qui sont la conséquence de maladies antérieures ou de lésions congénitales. Et de ce fait nous ne parlons pas de ces altérations qui n'ont rien de particulier à l'œil sénile.

CHAPITRE II

Altérations physiologiques séniles de l'œil.

Nous n'envisageons ici que les troubles de la pupille, des réflexes pupillaires, de la tension intraoculaire, les altérations possibles des fonctions rétiniennes, et nous ferons plus loin une étude spéciale des troubles de la réfraction et de l'accommodation.

A. — Pupille

La pupille a, à l'état normal, une forme assez régulièrement arrondie, et, pour une quantité de lumière donnée, un diamètre à peu près constant.

Sa forme est susceptible de varier et, sur 200 vieillards, nous l'avons trouvée 10 fois déformée : hexagonale, quadrangulaire ou losangique, sans que ces différentes altérations reconnaissent pour cause une maladie antérieure de l'iris.

Ses dimensions, comparées au diamètre moyen d'une pupille normale, ont été trouvées : 90 fois plus petites, 90 fois moyennes et 20 fois dilatées. Les deux pupilles de chaque sujet avaient le plus souvent un diamètre sensiblement égal.

C'est d'ailleurs un fait d'observation courante que la pupille des vieillards est souvent punctiforme.

B. — Troubles des réflexes pupillaires.

A l'état normal l'iris réagit à l'accommodation et aux variations de l'intensité lumineuse, en rétrécissant ou en agrandissant l'ouverture pupillaire.

Le réflexe accommodateur a été trouvé normal 28 fois, légèrement diminué 79 fois et diminué d'une façon très notable 86 fois ; 2 fois il était aboli entièrement ; dans les trois cas restants il existait des lésions iriennes.

Le réflexe à la lumière varie à peu près parallèlement avec le réflexe accommodateur : 32 fois normal, 78 fois affaibli et notablement diminué 83 fois ; enfin 6 fois il était complètement aboli, 1 fois existait le signe d'Argyll-Robertson.

En résumé la pupille devient plus petite avec l'âge, elle réagit moins bien à la lumière et à l'accommodation.

La sclérose de l'iris doit jouer un rôle considérable dans ces altérations des réflexes. Peut-être faut-il rapporter le myosis permanent à l'hypermétropie constante chez les vieillards.

C. — Tension intra-oculaire

On sait combien est fréquent le glaucome dans l'âge avancé, l'hypertension glaucomateuse n'entre donc pas dans le cadre de notre sujet.

Recherchée par des pressions alternatives des deux index sur le globe oculaire, le regard dirigé en bas et au travers de la paupière supérieure, on arrive avec un peu d'habitude à déterminer assez exactement la sensation de résistance ou de fausse fluctuation fournie par l'œil.

Dans 176 cas, la tension était normale, 13 fois légèrement augmentée et 11 fois on a pu constater une légère hypotonie.

Si l'on songe que la sclérotique durcit avec l'âge, on pourrait peut-être penser qu'une légère diminution de tension intra-oculaire est compensée chez les gens âgés par la plus grande dureté de la sclérotique. Il est probable que, dans la plupart des cas, la tension est restée normale.

D. — Fonction rétinienne

Il est présumable, mais ceci n'est qu'une simple hypothèse, que la rétine des vieillards n'est pas aussi apte que celle des adultes, soit à recevoir des impressions lumineuses, soit à les transformer pour être perçues par les centres, soit à les transmettre à ces centres supérieurs.

De même qu'on voit la sensibilité tactile ou thermique s'émousser avec les progrès de l'âge, il se pourrait que la sensibilité rétinienne s'émoussât aussi. C'est là un point que des recherches d'esthésiométrie pourraient seules résoudre.

La recherche de la plus faible lumière perceptible, aux différentes périodes de la vie, serait une donnée utile en pareil cas.

E. — Sens chromatique

Le sens chromatique des vieillards serait souvent altéré. Ils confondaient parfois le bleu avec le vert, le blanc avec le jaune clair, le vert clair avec le jaune et 2 fois sur 200 le rouge avec le vert. Ceci est en concordance avec les recherches d'Angelucci (1) sur la manière de peindre des personnes âgées. Il se produit vers 70 ou 75 ans chez les peintres un changement dans leur manière qui devient leur « manière sénile », consistant dans l'usage excessif du jaune, la prédominance du violet, la substitution du bleu au vert, et la défectuosité des blancs lumineux et des clairs obscurs. Pour l'auteur, ces modifications sont dues en partie à la teinte jaune d'ambre du cristallin.

(1) Angelucci : *Revue gén. d'ophtalm.* 1895, p. 147.

CHAPITRE III

Presbytie, hypermétropie et astigmatisme séniles. — Les vices de réfraction préexistants considérés chez le vieillard.

A. — Presbytie

Parmi les troubles des fonctions visuelles, la diminution du pouvoir accommodatif est certainement le plus accusé, et bien qu'il ne soit pas le propre de l'âge avancé, ses manifestations à ce moment sont des plus importantes, puisqu'elles déterminent la presbytie.

La diminution de la réfraction dynamique a été constatée à partir de 10 ans, et le punctum proximum, à partir de cet âge, s'éloigne peu à peu de l'œil.

A 60 ans, le pouvoir accommodatif est encore de 1 dioptrie environ, à 65 ans de 0 D. 75 ; à 70 ans de 0 D. 25, et à 75 ans il est nul.

Or pour Donders, la presbytie commence aussitôt que le punctum proximum est situé au delà de 22 centimètres, c'est-à-dire quand l'œil ne peut plus effectuer une réfraction positive p supérieure à 4 D. 50 Donc théoriquement, à un presbyte dont P = 3 D., il faudrait prescrire un verre de 4 D. 5 — 3 D. = 1 D. 5; ceci en admettant que l'œil pût user de tout son pouvoir accommodateur sans fatigue, ce qui n'est pas.

Tous les individus devraient donc porter des verres à partir du moment où la réfraction dynamique est inférieure à 4 D. 5, c'est-à-dire vers quarante ans. En réalité beaucoup des sujets examinés n'ont commencé à porter des verres que vers 45, 50, voire même 60 ans. D'autres enfin, une quinzaine environ, dont les besoins intellectuels devaient être très restreints, n'en ont jamais porté.

Le professeur Monoyer (1) donne les valeurs suivantes pour le pouvoir accommodateur et pour la presbytie qui en résulte :

Age	Pouvoir accommodateur	Presbytie
60	1,6	2,26
65	0,72	2,85
69,5	0,0	3,33
70	(— 0,1)	3,43
75	(— 0,87)	3,91
80	(— 1,6)	4,93

Nous voyons les valeurs du pouvoir accommodateur devenir négatives à partir de 69 ans.

Pour Donders, cette valeur deviendrait négative à partir de 64 ans environ, bien qu'à ce moment l'amplitude d'accommodation soit encore de 0 D. 50 environ. Cette valeur négative est due à la production de l'hypermétropie sénile que nous étudierons.

Le degré de presbytie des vieillards examinés a été calculé subjectivement par la valeur des verres néces-

(1) Monoyer : *Archives d'ophtalm.*, 1897, p. 721.

saires pour la lecture à 25 ou 30 centimètres des plus fins caractères de l'échelle métrique de de Wecker et Masselon.

Voici, suivant l'âge, la valeur dioptrique des verres nécessaires pour corriger la presbytie :

60-64 ans . . . . 3 D.
65-69 — 3,50
70-74 — 4
75-79 — 4,50
80-84 — 5
85-90 — 5,50

Ces nombres sont les moyennes des chiffres trouvés. Katz (1) a examiné 927 presbytes et a trouvé les valeurs suivantes :

60 ans . . . . 3 D.
65 — 3,25
70 — 3,50

Donders donne le tableau suivant :

AGE	Pouvoir accommodateur DEMANDÉ	Pouvoir accommodateur EXISTANT	PRESBYTIE
40	4,5	4,5	= 0
50	»	2,5	2
60	»	(0,5)	4
65	»	(— 0,25)	4,75
70	»	(— 1)	5,5
75	»	(— 1,75)	6,25
80	»	(— 2,5)	7

(1) Katz : *Revue gén. d'ophtalm.*, 1895, p. 561.

Landolt (1) trouve les chiffres du tableau de Donders trop élevés. Car, dit-il, si on donne 4 dioptries 5 à un emmétrope dépourvu d'accomodation, on ramène son point de vision distincte à 22 centimètres et il sera gêné. D'où le tableau suivant :

AGE	POUVOIR EFFECTIF	POUVOIR DÉSIRÉ	PRESBYTIE
55	1,75	3	3 — 1,75 = 1D25
60	1	3	3 — 1 = 2

Il est très probable que si les chiffres de Donders sont supérieurs à ceux de Landolt, c'est que le premier a tenu compte de l'hypermétropie sénile dans la correction totale pour la vision rapprochée.

Les conditions pathogéniques de la presbytie sont une sclérose lente et progressive du cristallin qui perd peu à peu son élasticité et ne répond plus aux sollicitations du muscle ciliaire.

B. — Hypermétropie et astigmatisme séniles

Constatée par tous les auteurs, l'hypermétropie sénile a été l'objet de nombreuses théories pathogéniques dont nous ne pouvons discuter la valeur. Citons les principales:

Pour de Wecker et Landolt (2), elle reconnaît pour cause l'égalisation de l'indice de réfraction des différentes couches du cristallin qui devenant plus homogène, devient moins réfringent.

(1) Landolt : *Archives d'ophtalm.*, 1895, p. 273.

(2) De Wecker et Landolt : *Traité d'ophtalm.*, t. III.

Donders et Mauthner pensent que dans la vieillesse les dimensions du globe oculaire diminueraient un peu, ce qui rapprocherait nécessairement la rétine du système dioptrique.

Pour Voinow et Bertin-Sans l'indice total du cristallin est plus grand chez les gens âgés que chez les jeunes. Il y aurait alors une myopie d'indice, et Imbert dit avoir vu certains sujets emmétropes devenir myopes vers soixante ans (1).

L'âge entraînerait, pour quelques auteurs, une hypermétropie par courbure cristallinienne et une myopie d'indice, qui, suivant la prédominance de l'une ou l'autre, aurait pour conséquence l'hypermétropie ou la myopie sénile.

Quoi qu'il en soit, il semble que l'hypermétropie soit de beaucoup la plus fréquente.

Herrnheiser (2) a examiné 11.000 yeux de tout âge et a établi le tableau suivant :

AGE	EMMÉTROPIE	MYOPIE	HYPERMÉTROPIE
55-60	28,40 p. 100	14,36 p. 100	57,18 p. 100
60-65	30,74 —	13,45 —	55,82 —
65-70	32,61 —	14,34 —	53,04 —
70	29,79 —	19,17 —	51,06 —

(1) Voinow et Bertin-Sans, Imbert, in Bordier : *Traité de physique médicale*.

(2) Herrnheiser : *Revue gén. d'opht.*, 1894, p. 99.

Ed. Jensen (1) a étudié la réfraction de 1.000 personnes âgées de plus de soixante ans, il l'a déterminée avec certitude chez 647 et est arrivé aux résultats suivants :

Emmétropie.		12,52 o/o
Hypermétropie (76,35 o/o)	1 D.	36,63 o/o
	2 D.	22,1 o/o
	3 D.	9,58 o/o
	4-6 D.	8,04 o/o

Jensen fait jouer un grand rôle à la diminution de longueur de l'axe antéro-postérieur, due à l'hypotension ou à un rétrécissement des parois bulbaires.

Sur 200 sujets, la détermination de la réfraction statique à la skiascopie a donné les résultats suivants :

Emmétropes	42	soit 23,52 o/o
Hypermétropes.	117	65,52 o/o
Myopes	19	10,64 o/o
Non déterminés	22	

La valeur de l'hypermétropie a varié entre 0,50 et 5 dioptries suivant les chiffres ci-dessous :

D.	
0-0,75.	7,65 o/o
1-1,75.	51,85 o/o
2-,275.	21,05 o/o
3-3,75.	9,35 o/o
4-5	2,55 o/o

Cette hypermétropie s'accompagnait parfois d'astigmatisme régulier de 1 à 2 dioptries en moyenne, avec

(1) Ed. Jensen : *Archives d'ophtalm.*, 1900, p. 453.

des axes principaux un peu obliques, ce qui concorde avec les résultats de JENSEN (1). Cet auteur a trouvé dans 20 p. 100 des cas un astigmatisme inverse de 1 à 3 dioptries, l'extrémité supérieure du méridien le moins réfringent était déviée de 5 à 10 degrés vers le côté temporal. Il explique cette anomalie de courbure de la façon suivante : les muscles droits tendent, dit-il, à augmenter la courbure de la cornée, en aplatissant la partie antérieure de la sclérotique. Cette dernière, ayant perdu son élasticité, ne peut plus se débarrasser des impressions reçues des tendons. Il en résulte que le méridien horizontal devient le plus réfringent. La déviation oblique des méridiens principaux reconnaîtrait pour cause l'action de l'oblique supérieur qui fonctionne au moment de la convergence, celle-ci étant liée le plus habituellement à un abaissement des yeux.

Il existerait, pour certains auteurs, une véritable myopie sénile (myopie d'indice).

Herrnheiser (2) constate un léger accroissement de la myopie à partir de soixante-dix ans.

Antonelli (3) explique cet accroissement par un changement de réfraction du cristallin. Il aurait constaté, avant le début de la cataracte sénile, une légère diminution de l'acuité visuelle et un certain degré de myopie acquise progressive.

La myopie a été constatée dix-neuf fois, et le plus souvent il s'agissait d'un vice de réfraction ayant

(1) JENSEN : *loc. cit.*

(2) HERRNHEISER : *loc. cit.*

(3) ANTONELLI : *Recueil d'ophtalm.*, 1895, p. 513.

débuté dans l'enfance ou bien avant l'âge sénile. Elle a varié entre 1 et 9 dioptries.

Son influence, ainsi que celle de l'hypermétropie, sont faciles à constater sur la marche de la presbytie.

Un myope faible ne deviendra presbyte que vers cinquante-cinq ou soixante ans ; une myopie moyenne reculera le début de la presbytie vers quatre-vingts ans, et une myopie forte laissera toujours le punctum proximum en deçà de 22 centimètres ; il ne peut plus y avoir de presbytie.

L'hypermétropie, au contraire, agira en augmentant le numéro des verres correcteurs de la réfraction totale d'un presbyte.

CHAPITRE IV

Acuité visuelle théorique et pratique.

L'acuité visuelle est d'autant plus grande qu'un plus grand nombre de points différents sont distingués dans le même angle visuel. L'élément de mesure est le plus petit angle sous lequel deux points peuvent être séparés par la vue : c'est l'angle visuel limite (1). On a donné, dans le langage courant, le nom d'acuité visuelle à la fraction inverse de l'angle limite, c'est-à-dire aux valeurs 1, 2/3, 1/2, 1/3, etc. Bien qu'il y ait là une erreur fondamentale, l'usage oblige à conserver cette graduation des échelles et de la valeur de l'acuité. De telle façon que l'angle d'une minute représentant l'unité d'acuité visuelle, l'angle de dix minutes représentera une accuité de 1/10 ou dans l'échelle décimale 0,10.

Ces échelles étant adoptées, l'acuité d'un même individu est susceptible de varier dans de notables

(1) Nicati : *Échelle visuelle*, Paris, 1900.

proportions suivant les conditions dans lesquelles il est examiné.

En particulier l'éclairage de l'échelle optométrique pourra augmenter d'une façon très nette la valeur de l'acuité visuelle. Aussi serait-il utile de considérer deux acuités visuelles, l'une théorique et l'autre pratique. La première, étudiée dans des conditions scientifiquement déterminées, avec une échelle optométrique connue, un éclairage donné, une distance toujours la même, est de beaucoup supérieure à la seconde (acuité visuelle pratique), déterminée avec la même échelle, mais dans des conditions d'éclairage où se trouvent habituellement les examinés.

L'acuité visuelle demanderait à être déterminée :

1° Suivant les différents individus, de façon à la classer par moyenne dans les différents états sociaux, c'est-à-dire qu'il faudrait étudier comment varient les processus psychiques suivant les individus, quelles sont les propriétés valables de ces processus et jusqu'à quel point ils varient.

2° En second lieu, il faudrait étudier dans quels rapports chez un même individu le même processus psychique varie avec l'âge. Il s'agirait de psychologies individuelles dont la moyenne indiquerait la valeur au point de vue visuel d'un certain nombre de classes de la société aux différents âges de chaque individu.

De cette façon, on pourrait connaître la valeur approximative, au point de vue visuel, de chaque sujet, cette donnée servirait de terme de comparaison dans un grand nombre de cas.

Chez les deux cents vieillards examinés, l'acuité visuelle a été prise à la lumière du jour, dans les salles de malades ; l'éclairage était à peu près moyen. L'examiné était placé à 5 mètres de l'échelle de de Wecker, et il lisait les lettres jusqu'au moment où les hésitations et les erreurs l'arrêtaient.

Les résultats trouvés sont les suivants, en éliminant les yeux malades et l'acuité étant prise sur 132 sujets ayant au moins un œil sain :

Nombre	Age	Acuité à 5 mètres
17	60 — 64	0,75
10	65 — 69	0,66
15	70 — 74	0,58
49	75 — 79	0,52
29	80 — 84	0,45
12	85 — 90	0,32

L'acuité visuelle subit une diminution progressive avec l'âge.

Boerma et Walther (1) ont examiné mille vieillards dans des hospices ou des maisons de correction et ont dressé le tableau suivant :

Age	Acuité moyenne	Acuité en excluant les yeux atteints d'altérations même légères
55 — 60	5 45/6	5 77/6
61 — 65	5 15/6	5 55/6
66 — 70	4 44/6	5 16/6
71 — 75	4 46/6	5 26/6
76 — 80	4 16/6	4 50/6

(1) Boerma et Walther : *Revue générale d'ophtalmologie*, 1893, p. 441.

A partir de cinquante-six ans, l'acuité visuelle est inférieure à l'unité.

Cohn (1) a examiné cent vieillards dont les yeux étaient parfaitement sains et qui habitaient un village de montagne de la Silésie. Il est arrivé à constater des acuités visuelles bien supérieures à ses devanciers. Il est probable que la même méthode n'a pas été suivie et que les résultats ne sont pas comparables.

Tableau comparatif de Cohn et de Haan :

Age	Acuité	Acuité trouvée par Haan
60	8 1/6	4 3/6
70	8 1/6	3 9/6
80	7 8/6	3 3/6

Il serait en effet bien surprenant que des vieillards de 80 ans aient une acuité supérieure à 1 dans un village de Silésie, alors qu'il semble bien que partout ailleurs cette acuité soit notablement inférieure à la normale.

L'acuité visuelle des vieillards semble, à partir de 55 ans, inférieure à 1, et elle subit une baisse progressive qui l'amène à n'être plus que de 1/2 environ à 80 ans et 1/3 à 90 ans. Cette diminution reconnaît pour cause les différentes modifications séniles qui se passent dans tout le système dioptrique de l'œil et celles qui existent peut-être dans l'appareil récepteur ou transmetteur rétinien.

L'acuité pour la vision rapprochée a été calculée à une distance de 30 centimètres environ avec l'échelle optométrique de de Wecker et Masselon

(1) Cohn : *Revue générale d'ophtalmologie*, 1894, p. 301.

qui présente dix types de caractères dont le plus fin est numéroté 1.

Sans verres presque aucun des sujets examinés ne pouvait lire, sans beaucoup de difficulté, les numéros 1, 2, 3 et 4.

Après avoir fait la correction totale de la presbytie et de l'hypermétropie sénile pour les uns, de la myopie pour les autres, de façon à donner la meilleure vision possible, on a pu tirer les moyennes suivantes, en ne tenant compte que des yeux qui ne présentaient aucune altération :

De 60 à 64 ans,	il est possible	de lire	le n°	1
De 65 à 69 —	—	—	—	1
De 70 à 74 —	—	—	—	2 et 1
De 75 à 79 —	—	—	—	2
De 80 à 84 —	—	—	—	2
De 85 à 90 —	—	—	—	3 et 2

On constate donc que, en dépit des verres correcteurs, l'acuité visuelle à 30 centimètres diminue aussi de 60 à 90 ans.

L'hypermétropie sénile s'est manifestée très nettement lorsque nous avons recherché si l'acuité visuelle, mesurée à 5 mètres, ne pouvait pas être augmentée par les verres convexes. Chez nombre de vieillards, âgés de plus de 70 ans, qui, sans verres, avaient une acuité de 1/4 ou de 1/6, elle devenait, par l'adjonction de verres correcteurs convexes de 1 à 2 dioptries, égale à 2/3 et même à l'unité. D'où la nécessité pour ces vieillards de porter deux sortes de verres, l'une pour la vision à distance, l'autre pour la vision rapprochée.

OBSERVATIONS

Explication des abréviations.

---

a. . . . An.
AV. . . Acuité visuelle à 5 mètres.
Les n°s 1, 2 et 3 indiquent les numéros de l'échelle métrique de de Wecker et Masselon qui ont pu être lus à 30 centimètres.
A. path. Antécédents pathologiques.
cat. . . Cataracte.
dim. . . Diminué.
f. . . . Femme.
h. . . . Homme.
Hyp. . . Hypermétropie en dioptries.
My. . . Myopie en dioptries.
norm. . Normal.
od. . . . Œil droit.
odg. . . Les deux yeux.
og. . . . Œil gauche.
Pr. . . . Presbytie en dioptries.
Pup. . . Pupille.
R. . . . Réflexe.

1. Pé..., 60 a., f., dévideuse. — A. path. : mal. d'estomac. — Larmoiement. — Pup. moyenne, r. dim. — Cat. au début à og. — Pr. 1. — AV : 1/6 od. et 1/8 og., n° 1. — My. 3.

2. Gui..., 60 a , f., ménagère. — A. path. : mal. de cœur et d'estomac. — Dacryocyste à og, larmoiement. — Pup. moyenne, r. normaux. — Pr. 3. — AV : 2/3, n° 1.

3. De..., 60 a., f., ménag. — A. path. : rhum., mal. de cœur. — Pup. petite, r. dim.; cat. odg. — Pr. o. — AV : 1/15 od et 1/40 og., n° 6.

4. Ro..., 60 a., f., blanch. — Catarrhe. — Sclérotique jaunâtre. — Pup. moyenne, r. norm. — Papille un peu moins nette. — Pr. 3 — AV : 1/4, n° 2. — My. 2,25.

5. Ra..., 60 a., f., tisseuse. — Artério-sclérose. — Arc sénile léger. — Pup. petite, déformée à og, r. légèrement dim. — Pr. 3. — AV : 2/3, n° 1. — Hyp. 1.

6. Del..., 60 a., tisseuse. - A. path. : érysipèle, congest. pulm. — Pup. petite, r. légèrement dim. — Pr. 4,5. — AV : 2/3, n° 1. — Hyp. 2,5.

7. Ber..., 60 a., h., tisseur. — Catarrhe. — Pup. moyenne, r. norm. — Fond un peu congest. — Pr. 2,5. — AV : 1/2, n° 2. — Hyp. 0,5.

8. Bo..., 60 a., h., employé. — Cirrhose. — Pup. moyen., r. norm. — Pr. 2,5. — AV : 1, n° 1. — My. 1,5.

9. Gi..., 61 a., h., march. ambulant. — Éthylisme. — Pup. grande, r. dim. légèrement, papille un peu rouge. — Pr. 3. AV : 1/15, n° 5.

10. La..., 61 a., f., cult. — Pup. moyenne, r. dim. — Pr. 5. AV : 1/2, n° 2. — Hyp. 2,5.

11. Ge..., 61 a., ouvr. sur cuir. — A. path. : anémie. — Pup. moyenne, r. norm. — Choroïdite. — Pr. o. — AV : 1/40, n° 3. — My. 3.

12. Mo..., 61 a., f., tisseuse. A. path. : abcès du sein. — Pup. moyenne, r. norm. — Pr. 3,5. — AV ; 1, n° 1.

13. Ja..., 62 a., h., empl. — Pup. moyenne, r. norm. — Pr. 3. — AV : 1, n° 1. — Hyp. 1.

14. Bo..., 62 a., h., empl. de soierie. — A og : hernie d'iris, iritis, synéchies, pup. déformée et r. abolis ; pup. dr. moyenne, r. norm. — Pr. 3,5. — AV : 1/2 od, 1/30 og, n° 1. (od). — Hyp. 1,25.

15. Ga..., 62 a., f., garde-malade. — Mal. de cœur. — Arc sénile. — Pup. petite, r. un peu dim. - Pr. 4 — AV : 2/3, n° 2. — Hyp. 1,5.

16. Bi..., 62 a., f., tisseuse. — Anciennes brûlures. — Pup. moyenne, r. norm. — Pr. 3. - AV : 1/3 od et 1/4 og, n° 2. — Hyp. 0,5.

17. Du..., 63 a., h., cult. — A. path. : syph., paludisme, hémorrag. du vitré. — Pup. moyenne, r. norm. — Pr. 2,5. — AV : 2/3, n° 1. — Hyp. 1,75.

18. Po..., 63 a., f., coutur. — Pup. moyenne, r. dim. — Pr. 3,5. — AV : 2/3, n° 1.

19. Di..., 63 a., tulliste. — Iritis double à cinquante-cinq ans. — Pup. déformée, r. abolis. — Cat. capsulaire. — Pr. 3. - AV : 1/20, n° 8.

20. La..., 63 a., f., ménag. — A. path. : mal. de cœur ; iritis à cinquante-cinq ans à og. — Pup. dr. moyenne, r. norm. ; pup. g. déformée, r. dim. — Pr. 3,5. — AV : 1 od et 1/4 og, n° 1. — Hyp. 1.

21. De..., 63 a., f., polisseuse sur or. — A. path. : pneum., hémipl. g. — Larmoiement. — Pup. petite, r. dim. Pr. 3. — AV : 2/3, n° 2.

22. Fr..., 64 a., h., tisseur. — Éthylisme. — Pup. moyenne. r. norm. — Pr. 3,5. — AV : 2/3, n° 2. — Hyp. 1,5.

23. Da...., 64 a., f., ménag. — Diplopie. — Pup. moyenne, r. un peu dim. — Opacités du vitré. — Pr. 3,5. — AV : 1/2, n° 1. — Hyp. 2.

24. Co..., 65 a., f., ménag. — Pup. petite, r. un peu dim. — Cat. odg. — Pr. 3. — AV : 1/20, n° 5.

25. Ro..., 65 a., f., tisseuse. — Surdité. — Larm., ectropion. — Pup. moyenne, r. un peu dim. — Début de cat. odg. — Pr. 4. — AV : 1/3, n° 2. — Hyp. 2,5.

26. Me..., 66 a., h., tisseur. — Éthylisme. — Cat. traum. à og, larm. — Pup. moyenne, r. un peu dim. — Fond un peu congestionné. — Pr. 4. — AV : 1/2, n° 2. — Hyp. 1.

27. Da..., 67 a., f., mde. — Pup. moyenne, r. un peu dim. — Pr. 3,5. — AV : 1/2, n° 1.

28. Ma..., 68 a., h., cultiv. — Éthylisme. — Pup. moyenne, r. un peu dim. — Pr. 4,5. — AV : 2/3, n° 2. — Hyp. 2,25.

29. Ba..., 68 a., f., coutur. — A. path. : catarrhe ; paraplégie ancienne ; Conjonc. — Pup. moyenne, r. dim. — Pr. 3,5. — AV : 1/4, n° 2. — Hyp. 1,5.

30. Gu..., 68 a., f., ménag. — Leucome central à og. — Pup. moyenne, r. norm. — Pr. 4. — AV : 2/3, n° 2.

31. Iz..., 68 a., f., tisseuse. — Catarrhe. — Blépharite, épiphora. — Pup. moyenne, r. norm. — Pr. 4. — AV : 1/6, n° 1. — Hyp. 2,5.

32. Gr..., 68 a., f., coutur. — A. path. : catarrhe, mal. de cœur. — Entropion et larm. à od. — Pup. petite, r. dim. — Pr. 4. — AV : 2/3, n° 1.

33. Do..., 69 a., h., man. — Hémipl. ancienne. — Pup. moyenne, r. norm. — Pr. 4,5. — AV : 1/2, n° 2.

34. Vi..., 69 a., h., empl. — Pup. moyenne, r. norm. — Pr. 4,5. — AV : 1/2, n° 2. — Hyp. 3,5.

35. Re..., 70 a., f., lingère. — Catarrhe. — Larm. — Pup. moyenne, r. norm. — Pr. 4. — AV : 1, n° 1. — Hyp. 1.

36. De..., 71 a., h., tisseur. — Emphysème. — Pup. moyenne, r. dim. — Pr. 4. — AV : 1/6, n° 4. — My. 2.

37. Ra..., 71 a., f., mde. — A. path. : rhumat. — Pup. petite, r. dim. — Pr. 4. — AV : 1/2, n° 2. — Hyp. 1,25.

38. Cha..., 72 a., h. forgeron. — A. path. : pneum. — Arc sénile très marqué. — Pup. moyenne, r. un peu dim. — Corps flottants du vitré. — Pr. 4,5. — AV : 2/3, n°2. — Hyp. 0,75.

39. Br..., 72 a., h., tisseur. — A. path, : typhoïde. — Pup. moyenne, r. un peu dim. — Pr. 5. — AV : 1/4, n° 3. — Hyp. 1,5.

40. Ve..., 73 a., h., tisseur. — Alién. mentale guérie. — Diplopie à og. — Pup. grde, r. dim. — Papille blanchâtre. — Pr. 3,5. — AV : 1/4 od. et 1/10 og., n° 2.

41. Bo..., 73 a., h., terrassier. — A. path. : variole, érysipèle. — Larm. — Pup. grde, r. dim. — Début de cat. à od. — Papille rosée. — Pr. 4. — AV : 1/4, n° 2. — Hyp. 1,25.

42. Tr..., 73 a., h., maçon. — Traum. sur og. — Pup. moyenne, r. dim. — Pr. 4. — AV : 1/3, n° 1. — Hyp. 1,75.

43. Pi..., 73 a., h., tisseur. — Éthylisme. — Ptérygion à og. — Pup. grde, r. un peu dim. — Papille rosée, vaiss. un peu grêles. — Pr. 4. — AV : 2/3, n° 2. — Hyp. 2,75.

44. Dé..., 73 a., h., tisseur. — Artério-sclérose. — Larm., sclér. jaunâtre. — Pup. petite, r. dim. — Pr. 4,5. — AV : 1/2, n° 2.

45. Ci..., 73 a., f., tisseuse. — A. path. : rhum. artic. — Pup. moy., r. un peu dim. — Pr. 4. — AV : 2/3, n° 2. — Hyp. 1,25.

46. Mo..., 73 a., f., tisseuse. — Paupières bouffies, strabisme int. de od. — Pup. moyenne, r. dim. — Cat. mûre à og. ; papille peu nette à od. — Pr. 3,5. — AV : 1/20 et n° 8 à od. — Hyp. 3,5.

47. La..., 73 a., f., ménag. — Amblyopie de naissance à og. et strabisme int. — Pup. moyenne, r. un peu dim. — Papille peu nette. — AV : 1/20 od., 1/40 og., n° 6. — Hyp. 6.

48. So..., 73 a , f., coutur. — Larm. — Pup. petite, r. dim. — Pr. 4. — AV : 1, n°1.

49. Gu..., 74 a., h., charpentier. — Larm. — Pup. moyenne, r. dim. — Pr. 4,5. — AV : 2/3, n° 2. — Hyp. 2,5.

50. Di..., 74., h., tisseur. — Ectropion et larm. à og. — Pr. 4,5. — AV : 2/3, n° 2. — Hyp. 2.

51. Pe..., 74 a., h., apprêteur. — A. path. : catarrhe, mal. de cœur. — Pup. moyenne, r. dim. — Pr. 7. — RV : 1/4, n° 1. — Hyp. 3,25.

52. Cr..., 74 a., f., tisseuse. — Larm. — Pup. moyenne, r. un peu dim. — Pr. 3. — AV : 1/3, n°2.

53. Ch..., 75 a., h., tisseur. — A. path. : catarrhe. — Larmoiement. — Pup. petite, r. dim. — Cat. odg. — Pr. 4,5. — AV : 1/10, n° 2.

54. Ga..., 75 a., h., cultiv. — A. path. : pneum. — Arc sénile, yeux enfoncés. — Pup. moyenne, r. norm. — Pr. 4,5. — AV : 1/2, n° 2. — Hyp. 2,5.

55. Bu..., 75 a., h., maçon. — A. path. : rhum., catarrhe. — Pup. petite, r. dim. — Pr. 5. — AV. : 1/3, n° 3. — Hyp. 2,75.

56. Mo..., 75 a., h., tisseur. — A. path. : éthylisme. — Arc sénile. — Pup. moyenne, r. norm. — Papille un peu floue, cercle péripapil. – Pr. 4,5. — AV : 1/3, n° 2.

57. Ra..., 75 a., h., charp. — A. path. : rien. — Arc sénile. — Pup. petite, r. dim. — Pr. 4. — AV : 2/3, n° 1.

58. Kr..., 75 a., h., empl. – A. path. : éthyl. — Arc sénile très marqué. — Pup. grde, r. norm. — Pr. 4. — AV : 1/2, n° 3. — Hyp. 1,25.

59. Cha..., 75 a., h., empl. — A. path. : variole. — Larm., sclérot. jaunâtre. — Pup. petite, r. dim. — Pr. 5. — AV : 1/2, n° 2. — Hyp. 2.

60. Ro..., 75 a., h., cultiv. — Larm. — Pup. moyenne, r. dim. — Pr. 4,5. — AV : 1/2, n° 2. — Hyp. 1,5.

61. Ba..., 75 a., h., pâtissier. — A. path. : mal. de cœur. — Arc sénile, larm. — Pup. moyenne, r. dim. — Cat. au début odg. — Pr. 3,5. — AV : 1/8, n° 2. My. 1,25.

62. Br..., 75 a., h., empl. des chem. de fer. — A. path. : typhoïde. — Épiphora. — Pup. moyenne, r. dim. — Pap. un peu floue à od. — Pr. 4,5. — AV : 1/3 od. et 1/2 og., n° 2. — Hyp. 0,75.

63. Mo..., 75 a., f. dévideuse. — Petit arc. — Pup. petite, r. dim. — Cat. double. — Pr. 4,5. — AV : 1/6 od. et 1/40 og., n° 4 od.

64. Pi..., 75 a., f., coiffeuse. — Dacryocystite double, épiph., conjonc. — Pup. moyenne, r. dim. — Légères opacités du crist. — Pr. 5. — AV : 1/2, n° 2. — Hyp. 2,25.

65. Des..., 75 a., f., garde-malade. — A. path. : à 8 ans section du droit int. — Pup. moyenne. — Pr. 6. — AV : 2/3, n° 1. — Hyp. 2.

66. Lo..., 75 a., f., tisseuse. — Pup. moyenne, r. norm. — Pr. 4. – AV : 1, n° 1.

67. Cha..., 75 a., f., tisseuse. — A. path. : rhumat., hémorrhoïdes. — Iris g. bleu, dr. noir. — Pup. petite, r. un peu dim. — Pr. 5. — AV : 1/2, n° 2. — Hyp. 3.

68. Ba..., 75 a., f., tisseuse. — A. pathol. : diabète. — Arc sénile. — Pup. moyenne, r. dim. — Vaiss. un peu grêles, flou péripapil. — Pr. 4,5. — AV : 1/3, n° 2. — Hyp. 2.

69. Ri..., 75 a., f., tisseuse. — Pup. petite, r. dim. — Cat. odg. — Pr. 4,5. – - AV : 1/2, n° 3.

70. Du..., 75 a., f., blanchis. — Arc. — Pup. petite, r. dim. — Pr. 5. — AV : 2/3, n° 2. — Hyp. 1.

71. Be..., 76 a., h., manœuvre. — A. path. : catarrhe et emph. — Arc sénile surtout en haut, strabisme ext. à od. — Pup. grde, r. accom. dim., r. lum. norm. — Pr. 5 à od., 1 à og. — AV : 1/4 od. et 1/8 og., n° 2. — Hyp. 1,5 od, my. 3,5 og.

72. Ve..., 76 a., h., empl. — A. path : emphysème. — Pup. grde, r. dim. — Pr. 4. — AV : 1/2, n° 2. — Hyp. 1,5.

73. Ru..., 76 a., h., tisseur. — A. path. : athérome, ramolliss. — Larm. — Pup. punctif., r. dim. — Pr. 4. — AV : 1/3, n° 2.

74. Si..., 76 a., h., maçon. — Arc sénile, sclérot. jaunâtre. — Pup. petite, r. dim. — Pr. 4,5. — AV : 1/2, n° 1. — Hyp. 1,5.

75. Ge..., 76 a., h., man. — A. path. : scrofulose ds enfance, adénop. — Pup. moyenne, r. dim. — Staphylome myopique odg. — Pr. : o. — AV : 1/16, n° 2. — My. 4.

76. Du..., 76 a., h., marbrier. — Cat. traumat. à od. — Arc sénile. — Pup. petite, r. dim. — Cat. à od. — Pr. 2. — AV : 1/10 og, n° 2. — My. 2.

77. Ca..., 76 a., f., ménag. Larm., arc sénile surtout en haut. — Pup. petite, r. acc. dim., r. lum. presque norm. — Début de cat. odg. — Pr. 4,5. — AV : 1/3, n° 3. — Hyp. 1,75.

78. Si..., 76 a., f., dévideuse. — A. path. : typhoïde, démence sénile. — Pup. petite, r. norm. — Cat. à od. - Légère atrophie à og. — Pr. 6. — AV : 1/4 od. o og ; n° 6. — Hyp. 1,25.

79. Du..., 76 a., f., concierge. — A. path. : œdème de papille à 60 ans, parapl. à 70 ans. — Pup. petite, r. 1 peu dim. — Cat. à od. — Pr. 5. — AV : 1/6 od. et 1/2 og., n° 2. — Hyp. 0,5.

80. Ba..., 76 a., f., tisseuse. — A. path. : mal. nerveuse. — Arc sénile très marqué en haut. — Pup. moyenne, r. norm. — Pr. 4,5. — AV : 1/4, n° 3. — Hyp. 1,25.

81. Gl..., 76 a., f., ménag. — Pup. punctif., r. dim. — Cat. odg. — Pr. 4. — AV : 1/4, n° 2.

82. Mo..., 76 a., f., ménag. — Arc sénile. — Pup. punctif., r. dim. — Pr. 4. — AV : 1/2, n° 2. — Hyp. 2,5.

83. Al..., 76 a., f., coutur. — A. path. : migraines, incont. d'urine. — Microphtalmie, arc. — Pup. petite, r. dim. — Pr. 5. — AV : 1/2, n° 1. — Hyp. 3.

84. Ba..., 76 a., f., tisseuse. — A. path. : mal. de cœur. — Pup. petite, r. dim. — Papille un peu floue. — Pr. 5. — AV : 1/3, n° 3. — Hyp. 1,75.

85. Ja..., 76 a., ds soierie. — A. path. : emphys., paludisme. — Pup. punctif., r. dim. — Pr. 4. — AV : 1/2 n° 1.

86. Ju..., 77 a., h., tisseur. — A. path. : hydrocèle, hémipl. g. en 85. — Arc sénile. — Pup. grde, r. norm. — Papille un peu floue, cercle péripap. — Pr. 4,5. — AV : 1/2, n° 2.

87. Cha..., 77 a., h., empl. — Sclérot. jaunâtre. — Pup. petite, losang., r. dim. — Pr. 4. AV : 1/3 od et 1/2 og, n° 2. — Hyp. 1,5.

88. Ja..., 77 a., h., cultiv. — Pup. petite, r. dim. — Pr. 4,5. — AV : 1/3, n° 3. — Hyp. 1,25.

89. Sa..., 77 a., h., empl. — Arc sénile très marqué. — Pup. grde, r. acc. dim., r. lum. norm. — Pr. 4,5. — AV : 1/2, n° 2. — Hyp. 2.

90. So..., 77 a., h., charpent. — Traumat. à og. — Pup. petite, r. dim. — Cat. centrale au début à od., cat. traumat. complète à og. — Pr. 5. — AV : 1/12 od, n° 6. — Hyp. 2.

91. Pé..., 77 a., f., ds soierie. — A. path. : rhumat. — Pup. grde, r. dim. — Pr. 5,50. — AV : 1/3, n° 2. — Hyp. 1,5.

92. Fo..., 77 a., f., ménag. — A. path. : typhoïde. — Pup. grde, r. dim. — Choroïdite pigm. odg. — Pr. 5. — AV : 1/10, n° 7. — Hyp. 1,25.

93. Be..., 77 a., f., ouvr. en soie. — Arc sénile, larm., ectropion. — Pup. moyenne, r. dim. — Cat. au début à od. — Pr. 6. — AV : 1/4, n° 2. — Hyp. 3.

94. Cr..., 77 a., f., tisseuse. — A. path. : rhumat. — Pup. grde, r. dim. — Cat. odg. — Pr. 5. — AV : 1/4 od, 1/6 og., n° 3. — Hyp. 1,5.

95. Du..., 77 a., f., ouvr. en soie. — A. path. : tabès, incont. d'urine, crises gast. — Pup. petite, s. d'Argyll-Robertson. — Atrophie pap. à og. — Pr. 5. — AV : 1/2, od. 1/40 og., n° 3. — Hyp. 1,75.

96. Tr..., 77 a., f., tisseuse. — Conjonc. dr. — Pup. moyenne, r. dim. — Cat. au début à od. — Pr. 4,5. — AV : 1/3, n° 4. — Hyp. 3.

97. Tr..., 77 a., f., brodeuse. — Arc sénile très marqué. — Pup. punct., r. dim. — Cat. odg. — Pr. o. — AV : 1/6, n° 1. — My. 2.

98. De..., 78 a., h., tisseur. — Catarrhe. — Sclér. jaune, larm. — Pup. moyenne, r. norm. — Papille floue, vaiss. grêles. — Pr. 4,5. — AV : 1/4, n° 2. — Hyp. 1/5.

99. Ro..., 78 a., h., cultiv. — Arc sénile très marqué, larm. — Pup. petite, r. dim. — Pr. 5. — AV : 1/2, n° 3. — Hyp. 1.

100. Tr..., 78 a., h., man. — A. path. : eczéma, fièvre maligne. — Bouffis. des paupières inf., larm., ectropion, arc sénile. — Pup. petite, r. dim. — Papille rougeâtre. — Pr. 4,5. — AV : 1/3, n° 3. — Hyp. o,5.

101. Ra..., 70 a., h., forgeur. — Pup. moyenne, losang., r. dim. — Papille un peu blanche, vaiss. grêles. — Pr. 5. — AV : 1/3, n° 2. — Hyp. 1,75.

102. Cha..., 78 a., h., man. — Sclérot. jaunâtre. — Pup. moyenne, r. norm. — Cat. à od. — Pr. 4,5. — AV : 1/3, od., 1/2, og., n° 2. — Hyp. 3.

103. Bl..., 78 a., h., tisseur. — A. path. : catarrhe. — Ptérygion à g. — Pup. petite, r. acc. dim., r. lum. norm. — Pr. 4,5. AV : 1/2, n° 2. — Hyp. 1,5.

104. Do..., 78 a., h., tisseur. — A. path. : typhoïde. — Arc sénile, larm. — Pup. petite, r. dim. — Pr. 3. — AV : 2/3, n° 1.

105. Ma..., 78 a., h., terrassier. — Pup. moyenne, r. dim. — Cat. odg. au début. — Pr. 3,5. — AV : 1/8, n° 2.

106. Ch..., 78 a., f., ouvr. en soie. — A. path. : rhumat. — Pup. petite, r. un peu dim. — Pr. 5,5. — AV : 2/3, n° 2. — Hyp. 1,75.

107. Bo..., 78 a., f., tisseuse. — Pup. moyenne, r. un peu dim. — Pr. 3. — AV : 1/6, n° 1. — My. 2,25.

108. Po..., 78 a., f., dévid. — Pup. petite, r. dim. — Pr. 5,5. — AV : 1/2, n° 2.

109. Ma..., 78 a., f., ménag. — A. path. : Traumat. sur og. à 73 ans. — Pup. petite, r. norm. — Irido-choroïdite ancienne à og. — Pr. 8. — AV : 1/4, od. et n° 2. — Hyp. 3.

110. Fa..., 78 a., f., tisseuse. — Pup. moyenne, r. un peu dim. — Pr. 6. — AV : 1/12, n° 6. — Hyp. 3.

111. Le..., 78 a., f., tisseuse. — Pup. petite, r. dim. — Cat. odg. — Pr. 1. — AV : 1/20, n° 5. — My. 2.

112. Be..., 78 a., f., dévid. — A. path. : névralgies faciales dr. — Larm. — Pup. petite, r. un peu dim. — Pr. 5. — AV : 1/2, n° 3. — Hyp. 1,5.

113. Ho..., 78 a., f., ourdiss. — Arc sénile, ancienne iritis rhum. double. — Pup. petite, irrég. — Cat. complète à od., cat. au début à og. — Pr. 3. — AV : 1/8, og., n° 5. — My. 1,5.

114. Bu..., 78 a., f., ménag. — Larm. — Pup. moyenne, r. légèrem. dim. — Cat. capsulaire au début odg. — Pr. 5. — AV : 1/3, n° 2. — Hyp. 0,75.

115. Ri..., 78 a., f., tisseuse. — Arc sénile, épiphora. — Pup. moyenne, r. un peu dim. — Pr. 4,5. — AV : 1/2, n° 2. — Hyp. 1,75.

116. Mo..., 78 a., f., tisseuse. — Mal. de nerfs. — Pup. petite, r. dim. — Cat. odg. — Pr. 4. — AV : 1/6, n° 4.

117. Jo..., 78 a., f., tisseuse. — A. path. : hémipl. dr. — Pup. moyenne, r. norm. — Cat. au début. — Pr. 5. AV : 1/4, n° 2. — Hyp. 0,75.

118. Tu..., 78 a., f., dévideuse. — Larmoim., conjonc., microphtalmie. — Pup. punct., r. dim. — Pr. 1. — AV : 1, n° 1.

119. Cha..., 79 a., h., tisseur. — Kyste de paupière inf. g.— Pupille petite et quadrang., r. dim. — Pr. 4, 5. — AV : 1/2, n° 2. — Hyp. 1,25.

120. Pé..., 79 a., h., man. — A. path. : traum. sur og. — Larm. — Pup. petite, r. dim. — Pr. 4. — AV : 2/3 od, 1/4 og, n° 1, od. — Hyp. 1,25.

121. Ka..., 79 a., h., maçon. — A. path. : variole (d'où leucome centr. à og). — Larm. — Pup. petite, r. dim. — Pr. 6. — AV : 1/2.

122. Te..., 79 a., f., tisseuse. — Arc sénile. — Pup. petite, r. dim. — Cat. au début à od. — Pr. 3,5. — AV: 1/2, n° 1.

123. Ju..., 79 a., f., ouv. en soie. — A. path. : à 69 ans, iritis double. — Leucome centr. à og. — Pup. dilatée et irrégul., r. presque nuls. — Pr. 5. — AV : 1/6 od, 1/40 og, n° 2. — Hyp. 2.

124. Ch..., 79 a., f., tisseuse. — Épiphora. — Pup. moyenne, r. dim. — Pr. 5. — AV : 1/2, n° 1. — Hyp. 1,5.

125. Mo..., 79 a., f., ouvr. en soie. — Catarrhe. — Pup. petite, r. dim. — Légère cat. à od. — Pr. 5. — AV : 1/3, n° 4. — Hyp. 1.

126. B..., 79 a., f., dévid. — Mouches volantes à od. — Pup. grde. r. dim. — Début de cat. odg. — Pr. 4,5. — AV : 1/4, n° 3. — Hyp. 1,25.

127. Ra..., 80 a., h., empl. — Arc sénile très marqué. — Pup. moyenne, r. dim. — Cat. à od. — Pr. 4,5. — AV : 1/4 og et o od, n° 4. — Hyp. 1,25.

128. Si..., 80 a., h., tisseur. — Pup. petite, r. presque nuls. — Vaiss. un peu grêles. — Pr. 5. — AV : 1/3, n° 2. — Hyp. 1,5. — Confond rouge et vert.

129. Ro..., 80 a., h., ouvr. — Traumat. sur og, d'où cicatrice cornéenne, arc sénile très marqué. — Pup. moyenne, r. presque norm. — Pr. 4,5. — AV : 1/3, n° 2. — Hyp. 2,5.

130. Di..., 80 a., f., cultiv. — A. path. : pneum. — Pup. petite, r. dim. — Pr. 5. — AV : 1/2, n° 2.

131. La..., 80 a., f., ménag. — Larmoim., ectropion sénile. — Pup. punct., r. dim. — Pr. 4. — AV : 1/2. — Hyp. 1,75.

132. Kl..., 80 a., f., ménag. — A. path. : rhumat. — Iris bleu à points rouges. — Pup. petite, r. un peu dim. — Pr. 5. — AV : 1, n° 1.

133. Dh..., 80., f., ménag. — Hernie crurale dr. — Pup. moyenne, r. dim. — Pr. 3,5. — AV : 1/2, n° 2. — Cat. au début à od.

134. Cu..., 80 a., f., modiste. — Pup. petite, r. dim. — Cat. odg. — Pr. 5. — AV : 1/20, n° 8.

135. Du..., 80 a., f., coutur. — A. path. : sciatique. — Arc sénile, trichiasis. — Pup. petite, r. un peu dim. — Cat. au début odg. — Pr. 5. — AV : 1/6. — Hyp. 1,5.

136. Mo..., 80 a., f., coutur. — Pup. moyenne, r. dim. — Pr. 6. — AV : 1/3, n° 2. — Hyp. 1,25.

137. Vu..., 80 a., f., tisseuse. — A. path. : gastralgie. — Ectropion à dr. et trichiasis. — Pup. petite, r. un peu dim. — Cat. au début odg. — Pr. 4,5. — AV : 1/2, n° 2. — Hyp. 0,75.

138. Je..., 80 a., f., tisseuse. — Arc sénile très marqué. — Pup. petite, r. dim. — Pr. 5. — AV : 1/3, n° 2. — Hyp. 2,25.

139. Ha..., 81 a., h., maçon. — Ancienne kératite. — Sclér. jaunâtre, leucomes odg. — Pup. moyenne, r. dim. — Pap. un peu lavassée. — Pr. 5. — AV : 1/4, n° 4. — Hyp. 2.

140. Mo..., 81 a., h., ouvr. — Arc sénile très marqué. — Pup. moyenne, r. dim. — Pr. 4,5. — AV : 1/3. — Hyp. 1,5.

141. Lo.... 81 a., h., maçon. — A. path. ; pneum., fièvres palud. — Kératite interstitielle odg depuis 65 ans, diplopie. — Pup. petite, r. dim. — Pr. 1. — AV: 1/12, n° 2. — My. 4.

142. Vi.., 81 a., f., tisseuse. — Orgelets à répétition. — Pup. grde., r. dim. — Choroïde. — Pr. 0. — AV : 1/20, n° 10. — My. 9.

143. Be..., 81 a., f., ouvr. en soie. — Larm. — Pup. petite, r. dim. — Cat. au début à odg. — Pr. 4. — AV : 1/4. — Astigm. hyper. simple 1,75.

144. Cl..., 81 a., f., concierge. — Blépharite, conj., odg ; leucomes ; arc sénile, larmoim. ; ptérygion odg. — Pup. petite. — Début de cat. à og. — Pr. 2. — AV : 1/8, n° 4. — My. 1,5.

145. Ch..., 81 a., f.; tailleuse. — Arc sénile très marqué, conjonc. à dr. et épiphora. — Pup. moyenne, r. norm. — Pr. 5. — AV : 1/4, n° 5. — Hyp. 1,75.

146. Cha..., 81 a., f., dévid. — Lux. ancienne de hanche. Arc sénile. — Pup. petite, r. dim. — Pro. 3. — AV: 1/3, n° 1. — My. 1.

147. Sa..., 81 a., f., cuisin. — Larm., leucome (IV heures) sur og. — Pup. petite, r. dim. — Début de cat. à od. — Pr. 5. — AV: 2/3, n° 2. — Hyp. 2,5.

148. Br..., 81 a., f., mde. — Arc sénile. — Pup. moyenne, r. presque norm. — Très léger trouble crist. à og. — Pr. 5. — AV : 1/2 od et 1/4 og. — Hyp. 1.

149. Mi..., 82 a., h. ouvr. — A. path. : rhumat. aigu, paral. faciale à 40 ans. — Larm. — Pup. moyenne, r. un peu dim. — Qques mouches volantes ds. vitré. — Pr. 6,5. — A V : 1/6, n° 2. — Hyp. 4,5.

150. Ch..., 82 a., h., man. — A. path. : convulsions. — Arc sénile très marqué. — Pup. grde., r. dim. — Cat. au début odg. — Pr. 1,5. — A V : 1/2 od et 1/16, og.

151. Jo..., 82 a., h., ouvr. en soie. — A. path. : hernie, albumine. — Arc sénile très marqué. — Pup. grde, r. dim. — Cat. odg. — Pr. 5. — AV : 1/6, n° 4.

152. So..., 82 a., f., lingère. — Légère conjonc. palpébrale. Pup. moyenne, r. presque norm. — Légère toile d'araignée au crist. odg. — Pr. 4,5. — AV : 1/3, n° 1.

153. Le..., 82 a., f., coutur. — Pup. petite, r. presque nuls. — Pr. 3,5. — AV : 1/2, n° 1. — Hyp. 1,75.

154. Be..., 82 a., f., commerç. — Arc sénile. — Pup. petite, r. dim. — Léger trouble crist. à og. — Pr. 6. — AV : 1/2 od et 1/4 og, n° 2. Hyp. 2,25.

155. Fr..., 82 a., f., cout. — A. path. : pneum. — Leucome central à og. — Pup. moyenne, r. un peu dim. — Pr. 5. — AV : 1/2, n° 2. — Astigm. hyper. 1,25.

156. La..., 82 a., f., ouvr. en soie. — Iritis à og., synéchies post. — Pup. moyenne, r. dim. — Début de cat. odg. — Pr. 5. — AV : 1/3, n° 3. Hyp. 2,5.

157. Ba..., 82 a., f., tisseuse. — A. path. : variole. — Larm. Pup. petite, r. dim. — Pr. 3,5. — AV : 2/3, n° 1.

158. Vi..., 82 a., f., tisseuse. — Pup. dilatée. — Cat. odg. — Pr. 4,5. — AV : 1/8, n° 3. — Hyp. 2,5.

159. So.., 82 a., f., chapelière. — A. path. : rhumat. — Pup. moyenne, r. dim. — Début de cat. odg. — Pr. 5. AV. : 1/6 od et 1/4 og, n° 4.

160. La..., 82 a., f., coutur. — Arc sénile très marqué. — Cat. odg. — Pr. 5,5. — AV : 1/4, n° 2.

161. Ph..., 83 a., h., tisseur. — A. path. : scorbut, dysenterie. — Pup. moyenne, r. norm. — Pr. 4,5. — AV : 1/2, n° 1. — Hyp. 1,25.

162. De..., 83 a., h., fabr. de billards. — Arc sénile très marqué — Pup. petite, r. dim. — Pr. 5,5. — AV : 1/8, n° 3. — Hyp. 1,75.

163. Cha..., 83 a., f., coutur. — Larm. — Pup. moyenne, r. dim. — Léger trouble crist. odg. — Pr. 5. — AV : 1/3, n° 1. — Hyp. 1.

164. Ch..., 83 a., f., ouvr. en soierie. — Arc sénile très marqué. — Pup. moyenne, r. presque norm. — Cat. odg. — Pr. 5. — AV : 1/20, n° 10.

165. Br..., 83 a., f., ménag. — Cuisson à angle int. odg. — Pup. punctif., r. dim. — Pr. 5. — AV : 1/2, n° 2.

166. Mi... 83 a., f., ouvr. en soie. — Conjonc. à répét. — Arc sénile. — Pup. moyenne, r. dim. — Pr. 6. — AV. : 1/4, n° 2. — Hyp. 3.

167. Ma..., 83 a., f., blanchis. — Larm. continuel. — Pup. petite, r. dim. — Début de cat. odg. — Pr. 5,5. — AV : 1/6, n° 4.

168. Be..., 83 a., f., cuisinière. — Léger larm. — Pup. petite, r. dim. — Staphylome post. à og. — Pr. 6. — AV : o od et 1/4 og, n° 2. — Hyp. 1,5.

169. Bl... 83 a., cuisin. — Leucome central à od. — Pup. petite, r. dim. — Début de cat. à od. — Pr. 5. — AV : 1/4 og et o od., n° 1. — Hyp. 2,5.

170. Mé .. 83 a., f., tisseuse. — Arc sénile très marqué. — Pup. petite, r. dim. — Début de cat. odg. — Pr. 4. — AV : 1/8, n° 7.

171. Vi... 84 a., empl. — Entropion à og. — Pup. punctif. r. dim. — Pr. 5,5. — AV : 1/2, n° 1.

172. Ma... 84 a., h., tisseur. — Éthylisme. — Larm. — Pup. moyenne, r. un peu dim. — Pr. 6. — AV : 1/3, n° 2. — Hyp. 2,75.

173. Pe... 85 a., f., tisseuse. — Arc sénile. — Pup. petite, r. dim. — Début de cat. odg. — Pr. 5. - AV : 1/3. — Astigm. hyper. 1,5.

174. Po... 84 a., f., commerç. — Inégalité pupill. — Pup. petite, r. dim. — Début de cat. odg. — Pr. 3. — AV : 1/3, n° 2.

175. Lu... 84 a., f., mde. — Larm., bouff. des paupières. — Pup. moyenne, r. dim. — Léger trouble crist. — P. 5. — AV : 1/8, n° 2. — Hyp. 2.

176 De... 84 a., f., ménag. — Albuminurie. — Arc sénile très marqué. — Pup. punctif., r. dim. — Pr. 5,5. — AV : 1/2, n° 1.

177. Bo... 84 a., f., ourdiss. — A. path. : influenza, gastral., rhumat. — Conjonct. printanière. — Pup. petite, r. presque normal. — Pr. 4,5. — AV : 1/3, n° 1. — Hyp. 0,5.

178. Pe... 85 a., h., tisseur. — A. path. : typhoïde. — Arc sénile très marqué. — Pup. moyenne, r. dim. — Cat. odg. — Pr. 8. — AV : 1/8, n° 6. — Hyp. 3.

179. Sa... 85 a., h., man. — Éthylisme. — Légère bouff. des paupières. — Pup. moyenne, r. un peu dim. — Cat. odg. — Pr. 2. — AV : 1/12, n° 4.

180. Ba... 85 a., h., empl. — Larm. — Pup. petite, r. dim. — Pr. 4,5. — AV : 1/3. — Hyp. 1.

181. Fr... 85 a., h., cultiv. — A. path. : typhoïde, catarrhe. — Léger œdème de paupière inf. — Pup. petite, r. dim. — Pr. 5. — AV : 1/4, n° 3.

182. Pe... 85 a., h., tisseur. — Catarrhe. — Globes ocul. très petits. — Pup. moyenne, r. presque norm. — Pr. 5,5. — AV : 1/4, n° 4. — Hyp. 1.

183. De... 85 a., h., md. — A. path. : Mal. de cœur, album. — Larm., œdème de paupière inf. — Pup. moyenne, hexag., r. presque norm. — Début de cat. odg. — Pr. 5. — AV : 1/4, n° 2. — Hyp. 1,5.

184. Pé... 85 a., f., cout. — Ancienne dacryocys. g. ; arc sénile. — Pup. petite, r. peu dim. — Pr. 5,5. — AV : 2/3, n° 2. — Astigm. hyper. 0,75.

185. Ro... 85 a., f., ménag. — A. path. : rhumat., catarrhe de vessie, mal. de cœur. — Pup. moyenne, r. presque nuls. — Début de cat. odg. — Pr. 6. — AV : 1/3, n° 3. — Hyp. 3,5.

186. Bo... 85 a., f., tisseuse. — Pup. moyenne, r. dim. — Pr. 5,5. — AV : 1/3, n° 4. — Hyp. 0,5.

187. Do... 85 a., f., jardin. — Larm., ectropion de paupière inf. g. — Pup. moyenne, r. dim. — Début de cat. centrale odg. — Pr. 4,5. — AV : 1/8, n° 2.

188. Cha... 86 a., h., empl. — Ectropion de paupière inf. g. à la suite de brûlure. — Pup. moyenne, r. dim. — Pr. 4. — AV : 1/6, n° 4. — My. 1,5.

189. Pe... 86 a., f., ouvr. en soie. — Larm., doul. oculaires. — Pup. petite, r. dim. — cat. odg. — Pr. 5,5. — AV : 1/8, n° 5. — Hyp. 2,25.

190. Ro... 87 a., h., maçon. — Arc sénile, larm. — Pup. petite, r. peu dim. — Pr. 5,5. — AV : 1/2, n° 1. — Hyp. 1.

191. Pa... 87 a., h., forgeron. — A. path. : rhumat. — Larm., arc sénile, ectropion. — Pup. punct., r. peu dim. — Pr. 5. — AV : 1/4, n° 4.

192. Du... 87 a., f., repass. — A. path. : mal. nerveuse, ablation du calcanéum. — Arc sénile. — Pup. petite, r. dim. — Vaiss. grêles, légère excav. atrophique à og. — Pr. 5, 5. — AV : 1/3 od, et 1/6 og, n° 1. — Hyp. 1,5.

193. Mi..., 88 a., h., terrassier. — A. path. : typhoïde. — Démang. continuelle odg. — Pup. punct., r. dim. — Pr. 4. — AV : 1/3, n° 4.

194. Che..., 88 a., f., ouvr. en soie. — Pup. moyenne, r. dim. — Début de cat. odg. — Pr. 2. — AV : 1/8, n° 2. — My. 3,25.

195. Bo..., 88 a., f., coutur. — Larm. conjonc. palpébrale. — Pup. punct., r. abolis. — Cat. odg. — Pr. 5. — AV : 1/20, n° 9.

196. Vi..., 88 a., f., ménag. — A. path. : catarrhe. — Arc sénile. — Pup. moyenne, r. dim. — Pr. 6. — AV : 1/2, n° 2. — Hyp. 2.

197. Pu..., 88 a., f., tisseuse. — A. path. : mal. d'estomac. — Pup. petite, r. dim. — Pr. 6. — AV : 1/3, n° 3. — Hyp. 1,5.

198. Bo..., 89 a., f., repass. — Arc sénile très marqué. — Pup. moyenne, r. dim. — Pr. 5,5. — AV : 1/4, n° 4. — Hyp. 1,75.

199. Va..., 90 a., f., tisseuse. - Arc sénile. — Pup. moyenne, r. presque nuls. — Cat. odg. — AV : 1/40.

200. Vi..., h., charcutier. — Pup. moyenne, r. dim. — Pr. 6,5. — AV : 1/3, n° 4. — Hyp. 1,75.

CONCLUSIONS

L'œil des vieillards offre des modifications que nous avons étudiées sur 200 sujets âgés de soixante à quatre-vingt-dix ans, plus particulièrement au point de vue physiologique, c'est-à-dire de l'acuité visuelle.

L'œil sénile offre le plus ordinairement les particularités suivantes :

a) *Paupières :* Entropion et ectropion séniles ayant comme conséquence le larmoiement.

b) *Conjonctive :* Elle est très vascularisée et est souvent le siège de légères inflammations très passagères.

c) *Sclérotique :* Plus résistante qu'à l'état normal. La teinte bleue des enfants, blanche des adultes, a fait place à une teinte jaunâtre qui est due surtout au tissu épiscléral.

d) *Cornée :* Elle est le siège d'une altération sénile presque constante, le gérontoxon. On trouve assez souvent des leucomes ou des opacités, reliquats d'affections anciennes.

e) *Chambre antérieure :* Est très souvent normale, plutôt diminuée qu'augmentée.

f) *Iris et pupille :* L'iris semble être le siège d'une sclérose parenchymateuse et vasculaire qui gêne la fonction des fibres musculaires. Aussi cette sclérose se manifeste-t-elle par une paresse des réflexes accommodateur et lumineux. La pupille est notablement plus étroite que chez l'adulte, comme en état de myosis permanent. Nous l'avons trouvée parfois punctiforme.

g) *Cristallin :* Il offre le plus souvent un aspect ambré ou vert bouteille, a perdu ses facultés d'accommodation et est le siège fréquent de cataracte.

h) *Vitré :* Habituellement transparent, il est le siège, quoique rarement, de légères opacités et de mouches volantes.

i) *Fond :* Le fond présente souvent des modifications. Dans un certain nombre de cas on a noté un flou ou cercle sénile péripapillaire, des altérations maculaires et les vaisseaux un peu grêles.

Toutes ces altérations contribuent à troubler les fonctions physiologiques et provoquent :

1° La presbytie ;

2° L'hypermétropie sénile ;

3° Une diminution de l'acuité visuelle et du sens chromatique. L'acuité visuelle est la suivante, d'après nos recherches sur 200 vieillards, en éliminant les yeux malades :

Age	Acuité à 5 mètres
60-64	0,75
65-69	0,66
70-74	0,58
75-79	0,52
80-84	0,45
85-90	0,32

BIBLIOGRAPHIE

ALQUIÉ. — Causes de la myopie et de la presbytie (thèse Montpellier, 1840).

ANGELUCCI. — Vision des vieillards (*Revue gén. d'Ophtalm.*, 1893, p. 147).

ANTONELLI (A.). — La myopie acquise due à la sclérose du cristallin (*Recueil d'Ophtalm.*, 1893, p. 513).

BERTINS-SANS. — Influence de l'âge sur les indices de réfraction des différentes couches du cristallin (*Archives d'Ophtalm.*, 1891, p. 289).

BOERMA et WALTHER. — Recherches sur la diminution de l'acuité visuelle avec l'âge (*Albrecht von Græfe's Arch.*, t. XXXIX, 2, p. 71; et *Revue gén. d'Ophtalm.*, 1893, p. 441).

BORDIER. — Précis de Physique médicale. Acuité visuelle (thèse Bordeaux, 1893).

CANTON. — *The Lancet*, mai 1880, janv. 1881.

COHN. — Diminution de l'acuité visuelle survenant avec l'âge (*Albrecht von Græfe's Archiv für Ophtalm.*, t. XL, fasc. Ier, p. 326; et *Revue gén. d'Ophtalm.*, 1894, p. 301; *Annales d'Ocul.*, 1894, t. II, p. 83).

DEUTSCHMANN. — Pathogenèse de la cataracte (*Recueil d'Ophtalm.*, 1879, p. 701).

ELLIS. — Etude de la réfraction de 1.700 yeux (*Revue gén. d'Ophtalm.*, 1896, p. 368).

EVETSKY. — Fréquence de la cataracte chez le vieillard (*Archives d'Ophtalm.*, 1887, p. 308).

GALEZOWSKI. — Étiologie de la cataracte (*Recueil d'Ophtalm.*, 1882, p. 710).

HERRNHEISER. — Évolution de la réfraction de l'œil humain (*Zeitschr. für Heilkunde*, 1892; et *Revue gén. d'Ophtalm.*, 1894, p. 99).

JENSEN (Ed.), de Copenhague. — Quelques recherches sur la réfraction des individus âgés (*Hospitalstidende*, 1899, n° 11 ; et *Archives d'Ophtalm.*, 1900, p. 483).

JERVEY. — Étiologie et prophylaxie de la cataracte sénile (*Revue gén. d'Ophtalm.*, 1903, p. 338; et *Medical Record*, février 1903).

KATZ. — Contribution à l'étude de l'influence de l'âge sur l'acuité visuelle (*Westnik Ophtalmologii*, nov.-déc. 1890).

— Des lunettes de travail chez les presbytes (*Westnik Ophtalmologii*, juillet 1898; et *Revue gén. d'Ophtalm.*, 1898, p. 561).

LANDOLT (E.). — Du verre correcteur de la presbyopie (*Archives d'Ophtalm.*, 1895, p. 273).

LIETO-VOLARO. — (*Ophtalm. Gesellschaft Heidelberg*, août 1902; et *Revue gén. d'Ophtalm.*, 1902, p. 496).

MAGNUS (H.). — Du début de la cataracte sénile (*A. von Græfe's Arch.*, t. XXV, 3, p. 87).

MASSON. — Vision chez les cataractés (thèse Lyon, 1883).

MONOYER. — Age du début de la presbytie (*Archives d'Ophtalm.*, 1897, p. 721).

NEAPEL. — Zur senilen Myopie (*Klin. Mon. für Augen.*, nov. 1887).

NEUBURGER. — De la fréquence du développement de la cataracte aux différents âges (*Revue gén. d'Ophtalm.*, 1894, p. 389).

PANAS. — Traité des maladies des yeux, p. 106.

PARSONS. — Arcus senilis (*Revue gén. d'Ophtalm.*, 1903, p. 482).

SCHLEICH. — Statistique de la myopie aux différents âges (*Mittheilungen aus der ophtalmiatrischen Klinik zu Tubingen*, 1882).

SCHOEN. — Les origines de la cataracte grise (*Archiv für Augenheilkunde*, t. XIX, fasc. 1er, juillet 1888.

SCHWITZER. — Étiologie de la cataracte (*Annales d'Ocul.*, 1900, p. 70).

STRAUB. — Influence de l'âge et de la réfraction sur la grandeur de la pupille (*Archives d'Ophtalm.*, 1902, p. 462).

TRUC et VALUDE. — Diminution de l'acuité visuelle avec l'âge (Traité des maladies des yeux, t. I, p. 238).

TOKAYASU. — (*Revue gén. d'Opht.*, 1902, p. 103; et Beitræge zur pathologischen Anatomie des arcus senilis, *Arch. f. Augenh.*, XLIII, 2, p. 184).

WECKER (DE) et LANDOLT. — Presbytie (*Traité d'Ophtalm.*, t. III, p. 177).

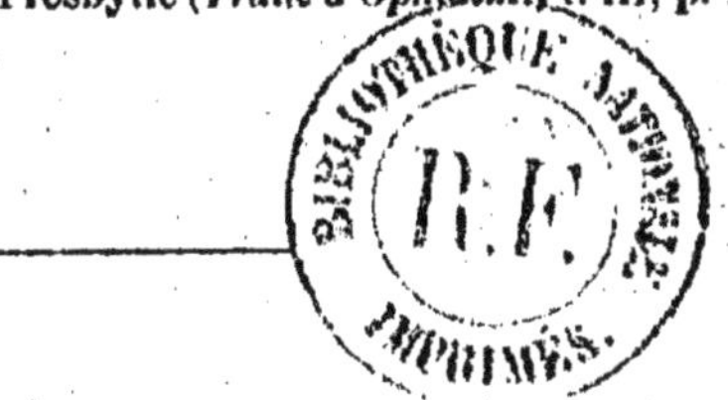

TABLE DES MATIÈRES

LYON
A. STORCK & Cie IMPRIMEURS-EDITEURS
8, Rue de la Méditerranée, 8

www.ingramcontent.com/pod-product-compliance
Ingram Content Group UK Ltd.
Pitfield, Milton Keynes, MK11 3LW, UK
UKHW021008200726
13857UKWH00004B/1350

9 782013 545426